Massaggio Olistico

Manuale Delle Procedure Di Base

ANDREA SCARSI

DEDICATO

Al Massaggio E Chi Lo Ama

INDICE

1   Nota dell'Autore   Pg 5

2   Presentazione   Pg 7

3   Introduzione   Pg 9

4   Cos'è Il Massaggio   Pg 0

5   I Benefici Fisiologici Del Massaggio   Pg 11

6   I Benefici Psicologici Del Massaggio   Pg 12

7   I Benefici Meditativi Del Massaggio   Pg 13

8   Quando Massaggiare   Pg 14

9   Quando Non Massaggiare O Avere Estrema Cura   Pg 15

10   Tipi di Manipolazione e Terminologia Professionale   Pg 16

11   Interventi Associati di Altre Discipline   Pg 18

12   I Fondamenti Del Massaggio   Pg 20

13   Cosa Ti Serve Per La Sessione Di Massaggio   Pg 21

14   Come Ti Prepari   Pg 22

15   Come Prepari L'ambiente   Pg 23

16   La Lettura Visiva Del Corpo   Pg 24

17   La Lettura Tattile Del Corpo   Pg 26

18   Prima Di Iniziare Il Massaggio   Pg 27

19   Respirazione   Pg 29

20	I Tempi Di Un Massaggio Standard	Pg 30
21	Massaggi La Schiena	Pg 31
22	Massaggi Torace E Addome	Pg 33
23	Massaggi Le Braccia	Pg 34
24	Massaggi Le Gambe Anteriormente	Pg 35
25	Massaggi Il Piede	Pg 36
26	Massaggi Gamba, Gluteo E Piede Posteriormente	Pg 37
27	Massaggi Il Viso E La Testa	Pg 38
28	Massaggi Il Collo	Pg 39
29	Reiki	Pg 40
30	Meditazione di Chiusura	Pg 41
31	Appendice: Le Zone del Karma	Pg 42
32	Conclusioni	Pg 44
33	A Proposito dell'Autore	Pg 45
34	Libri di Andrea Scarsi	Pg 46
35	Libri di Andrea Scarsi in Inglese	Pg 48

RINGRAZIAMENTI

Ringrazio tutte le persone che mi hanno massaggiato e ho massaggiato e tutte quelle con cui ho scambiato le innumerevoli sessioni di tutte le altre discipline citate in questo testo.

Ogni incontro e ogni contatto, di qualsiasi tipo fosse, è stato un momento intimo di condivisione energetica che mi ha insegnato, senza giudizio, qualcosa di me e di chi era con me.

ANDREA SCARSI

NOTA DELL'AUTORE

L'Autore, ha cercato di essere il più preciso e completo possibile nella creazione di questo libro. Nonostante ciò, comunque, afferma che i contenuti in esso espressi sono unicamente il frutto della propria conoscenza, esperienza e comprensione e non garantisce né dichiara in alcun momento che questi siano assoluti e inequivocabili.

Non si assume, pertanto, alcuna responsabilità per errori, omissioni, diversa interpretazione o sperimentazione del tema sviluppato nel presente documento. I lettori e le lettrici sono invitati e invitate a rispondere col proprio giudizio ad ogni singola circostanza e agire di conseguenza.

Nel caso siano rilevati riferimenti a persone specifiche, popoli od organizzazioni, questi sono genuinamente involontari.

Questo libro non pretende di proporsi come fonte professionale autorizzata medica, dietologica, psicologica, religiosa, legale, commerciale, contabile o finanziaria. I lettori e le lettrici sono invitati e invitate a cercare i servizi professionali competenti in tutti i settori succitati.

Buona lettura.

ANDREA SCARSI

PRESENTAZIONE

Massaggio Olistico è basato sugli appunti presi dall'autore durante i vari corsi sulle tecniche di lavoro sul corpo cui ha partecipato. È un testo base che trasmette ciò che chiunque intraprenda un percorso di lavoro sul corpo, a livello professionistico o amatoriale, deve conoscere per dare alla propria pratica un fondamento stabile, confidente e sicuro, basato sull'essenza, la conoscenza e la meditazione.

L'essenza è fondamentale, è il terreno comune di consapevolezza che unisce due anime e consente il trasferimento di informazioni essenziali.

Le informazioni sono comunicate in modo diretto e sintetico per dare enfasi alla pratica e all'esperienza così acquisita. Questa è l'unica forma di apprendimento che penetra nel cuore di chi si dedica al massaggio olistico e che è in seguito trasferita in chi lo riceve, in una modalità atta a trasformarne durevolmente la struttura stessa dell'essere, riattivandone le funzionalità di equilibrio ed evoluzione.

Massaggiare significa entrare in rapporto con la vitalità fisica altrui e percepire profondamente come questa si manifesta, sia nel momento presente sia nella matrice base del corpo materiale, e come questa influenza tutti gli altri corpi ed è a sua volta da essi influenzata.

Il Massaggio Olistico è reverenziale perché il corpo è la

dimora dell'anima e per questo motivo deve essere appreso e praticato bene. Abbi fiducia nelle tue mani e lascia che la tua anima guidi la tua arte. Le istruzioni sono apposta semplici per cominciare, ma al momento dell'opera le devi mettere da parte.

Massaggio Olistico t'introduce alla pratica di quest'arte spiegandoti semplicemente e direttamente cosa fare, dove farlo e soprattutto come, e lo fa utilizzando una terminologia nazionale e internazionale che t'inserisce nel movimento mondiale di tutti e tutte coloro che fanno del massaggio, dato e ricevuto, il proprio stile di vita. È facile, è già conosciuto, è intrinseco alla tua natura.

Poche informazioni sono sufficienti a dare confidenza alle tue mani e a te che le lasci andare. Impara la terminologia professionale e se hai tempo e voglia approfondisci anche tutte le altre tecniche indicate. L'apprendimento è in costante evoluzione, non pensare e fluisci con l'energia del momento.

Questo è l'insegnamento universale.

INTRODUZIONE

Il corpo fisico è il ponte tra la nostra individualità e l'universale. Quando ci abbandoniamo alle sensazioni, percezioni e piacere del massaggio, seguiamo le nostre correnti interne di flusso di energia e attenzione e prendiamo contatto con la coscienza che osserva e testimonia tutto ciò; prendiamo contatto con la nostra intimità e ci dissolviamo in essa.

Questa è meditazione, questa è illuminazione.

Il termine *Massaggio Olistico* definisce la comprovata combinazione delle migliori strategie fisiche, energetiche e mistiche di varie discipline con l'obiettivo di creare spazio, attivare, allungare, tonificare, caricare e rimettere in moto i flussi di energia e coscienza in un insieme organico di materia, vitalità, energia, consapevolezza e vuoto.

È un approccio tonificante e rilassante, delicato e profondo, che coinvolge l'essere nel suo insieme in una delicata ed attenta combinazione di distensione, percezione, rilassamento e piacere.

Quando ci abbandoniamo alla sequenza di esecuzione del *Massaggio Olistico*, arriviamo ad osservare che chi massaggia, chi riceve il massaggio ed il massaggio stesso, compongono un evento completo in se stesso, oltre lo spazio ed il tempo e che tutto si svolge da solo.

Questa è meditazione, questa è illuminazione.

COS'È IL MASSAGGIO

Il massaggio è l'atto di ripristinare l'equilibrio nello strato più denso del nostro essere.

Il massaggio è il linguaggio del corpo nella sua dimensione di comunicazione tattile.

Il massaggio è l'arte di entrare in contatto intimo e profondo con un'altra persona utilizzando il lessico non verbale del tocco.

Il massaggio è stabilire un rapporto di fiducia che consente il passaggio di informazioni energetiche, vibratorie e sottili.

Il massaggio è riunire l'intero, stimolare la vitalità, ripristinare i flussi e creare spazio interiore, apertura, rilassamento e guarigione, affinché la coscienza possa viaggiare, nutrirsi ed espandersi.

Il massaggio olistico, che significa completo, associa manipolazioni e metodi specifici di altre discipline intendendo l'individuo come l'insieme organico di fisico, emozione, mente, spirito e infinito.

I BENEFICI FISIOLOGICI DEL MASSAGGIO

Il Massaggio rilassa le tensioni e gli spasmi muscolari.

Aumenta la circolazione locale del sangue e la distribuzione di ossigeno e sostanze nutritive alle cellule.

Favorisce il ritorno venoso, l'eliminazione di scorie cellulari e acido lattico, il cui accumulo - di quest'ultimo - è la causa primaria di spasmi muscolari dopo un intenso esercizio.

Promuove il flusso linfatico, elimina i prodotti di scarto, rinforza il sistema immunitario.

Tonifica i muscoli flaccidi, riduce e previene le aderenze miofasciali, rilassa tensioni e spasimi muscolari.

Promuove la produzione di liquido sinoviale nelle giunture aumentandone la flessibilità.

Rilassa le condizioni spastiche del colon e promuove l'azione peristaltica.

Stimola l'elasticità, la vitalità e tattilità della pelle.

I BENEFICI PSICOLOGICI DEL MASSAGGIO

Questi possono essere vari e complessi poiché ogni individuo è unico. Quelli che seguono sono gli effetti benefici più comunemente riportati.

Nutrimento emozionale da tocco amorevole.

Acquisizione di fiducia negli altri e in se stessi.

Aumento della ricettività, consapevolezza e sensibilità al corpo.

Rilascio spontaneo di cariche emozionali immagazzinate nel corpo, come rabbia, pianto, riso e sentimenti sessuali bloccati.

Ricongiungimento con parti del corpo dimenticate.

Ricongiungimento con parti emozionali dimenticate o rimosse.

Rilassamento profondo.

I BENEFICI MEDITATIVI DEL MASSAGGIO

Quando il corpo si rilassa, si rilassa anche la mente e scivolare dentro di noi diventa facile.

Semplicemente osservando le sensazioni del corpo, i movimenti di emozione e pensiero, entriamo in profondità nel nostro essere e la nostra coscienza si espande.

L'espansione della coscienza è meditazione.

QUANDO MASSAGGIARE

Il massaggio è sempre benvenuto.

I suoi effetti terapeutici, relativi alla sfera fisica, emozionale, mentale e spirituale, lo rendono uno strumento adatto ad indurre benessere ad essere quindi praticato in qualsiasi occasione, situazione o condizione.

Il massaggio può essere completo o locale, di lunga o breve durata, finalizzato al rilassamento, alla stimolazione e tonicità o semplicemente il mezzo più adeguato per comunicare il nostro stato d'animo di stima, simpatia, amicizia e amore.

QUANDO NON MASSAGGIARE O AVERNE ESTREMA CURA

In caso di infiammazioni acute di qualsiasi tipo, di condizioni dermiche contagiose, di ematomi o ferite.

In caso di trombosi.

In caso di febbre attendere che questa sia passata.

In caso di vene varicose il contatto deve essere molto gentile e senza pressione poiché le pareti delle vene sono fragili e subentra la possibilità di dislocare coaguli.

In caso di disturbi cardiaci è bene avere un certificato medico di consenso.

In caso di qualsiasi tipo sconosciuto di nodulo o gonfiore, consultare prima il medico.

In caso di dolore di qualsiasi tipo ed in qualsiasi luogo, consultare prima il medico.

Nel caso chi lo richiede sia sotto l'influenza di intossicanti.

TIPI DI MANIPOLAZIONE E TERMINOLOGIA PROFESSIONALE CORRISPONDENTE

Effleurage o lungo passaggio che copre un'intera area del corpo. È la frizione e/o sfioramento più o meno profondo, utilizzando il palmo delle mani, il tallone delle mani, i polpastrelli, le nocche, i pollici. A mano singola o doppia.

Esempi: polso - spalla, caviglia - gluteo o caviglia - inguine, collo - lombari, clavicole - pelvi, spalla - scapola.

Petrissage o staccamento. Sono piccoli movimenti circolari col pollice o polpastrelli che spalmano e distanziano il tessuto e muscolo dall'osso. Possono essere sia delicati sia profondi.

Kneading o impastamento di larghe sezioni di muscolo da sopra a sotto e viceversa, utilizzando la mano completa e pollici e dita in opposizione. Conosciuto anche come *Roulage* o rotolamento.

Wringing o strizzamento è il movimento veloce e superficiale di torsione con pollice e indice che circondano caviglie o polsi e qui applicato.

Stretching o stiramento lento e profondo di larghi gruppi di muscoli e tessuti: trapezio, schiena in generale, torace, pettorali, addominali.

Hacking o percussione leggera con le mani in verticale, perpendicolari al corpo, e le dita aperte.

Tapotement o percussione leggera con la mano orizzontale a coppa o con le nocche o picchettamento con i polpastrelli o percussione col pugno o schiaffeggiamento con la mano piatta.

Vibration o vibrazione molto rapida della mano intera per un effetto penetrante.

Milking o mungitura è praticato a mano completa, alterando le mani, con un effetto di allungamento e strizzamento sopratutto al collo, polpacci, braccia e piedi.

INTERVENTI ASSOCIATI DI ALTRE DISCIPLINE

Stiramento e dondolamento articolare di collo, spalle, anche, gomiti, caviglie, ginocchia, gambe e torso.

Conosciuto anche come *Manovra di Thomas* o *Tregger* o *Joint Release*, è un movimento nel quale utilizzi il peso e la struttura stessa dell'arto che stai manipolando per azione riflessa: <u>induci il movimento</u> in modo che il corpo continui da solo l'effetto nel suo ritorno in sede.

Allungamento muscolare profondo del tessuto connettivo, conosciuto anche come *Rolfing* o *Rebalancing*. Lavori nel punto in cui il muscolo si attacca all'osso. È l'intervento più in profondo. Lo esegui utilizzando il gomito. È al limite del dolore.

Digitopressione o *Shiatzu* sono le pressioni profonde con il polpastrello del pollice che giungono al limite del dolore. Ogni punto riceve tre pressioni da tre secondi circa progressivamente profonde. Premi tranquillamente su qualsiasi punto del corpo, sopra il muscolo, con progressione perpendicolare.

Reiki o trasmissione energetica utilizzando le mani a coppa delicatamente appoggiate al corpo. Se non hai il Reiki ti suggerisco vivamente di partecipare al meno al primo livello.

Meditazione o rilassamento profondo in presenza ma non a contatto. Lo utilizzi all'inizio, all'interno e alla fine della sessione di massaggio. È un momento di integrazione e contatto con l'universale in pura percezione.

Musicoterapia con il supporto di suoni delicati e rilassanti, meglio se solo musica.

Aromaterapia con l'utilizzo di profumi delicati e rilassanti. Oli e incensi.

I FONDAMENTI DEL MASSAGGIO

Inizia prendendo delicatamente contatto col corpo dell'altra persona per un minuto o due. Fallo a modo tuo oppure toccando le tempie o l'area del piede subito sotto le dita o le spalle.

Entra in sintonia col suo respiro.

Applica l'olio alle tue mani con abbondanza,

Segui i contorni del corpo adattando le tue mani ad esso.

Completa i passaggi, sia quelli specifici sia quelli integrativi.

Applica la simmetria: ciò che fai ad un lato del corpo lo fai anche all'altro.

Applica la generosità: ripeti i passaggi minimo 3 o 5 volte.

Varia il tempo, il ritmo e l'intensità di esecuzione.

Lavora in specifico e integra la parte col tutto.

Ricordati che il corpo è una unità organica

Chiudi la sessione fermandoti alcuni minuti al completamento dell'ultimo movimento.

COSA TI SERVE PER LA SESSIONE DI MASSAGGIO

Il lettino da massaggio o struttura equivalente o tappetino.
Olio da massaggio o crema liquida.
Musica rilassante o d'ambiente, opzionale.
Abiti comodi ma aderenti.
Una fascia attorno alla fronte perché l'ultima cosa che vuoi è gocciolare sopra chi riceve.
Un cuscino da mettere sotto le ginocchia di chi riceve quando in posizione supina e sotto le caviglie quando in posizione prona.
Un lenzuolo, se si abbassa la temperatura del corpo di chi riceve.
Dello Scottex per asciugare il piedi di chi riceve al termine della sessione
Una sedia o sgabello, per te, opzionale.

COME TI PREPARI

Fai una bella doccia.
Unghie ben corte.
Ti rilassi.
Sei sorridente.
Respiri lentamente e a fondo.
Ti centri fisicamente nel tuo Swadhisthana o secondo chakra.
Ti centri spiritualmente nell'Anahata o quarto chakra.
Ti vuoti mentale.

COME PREPARI L'AMBIENTE

Il luogo è ordinato, arieggiato, quieto, profumato, in penombra.

La musica è invitante e induce rilassamento e confidenza.

Il piano di lavoro è centrale, con buon spazio di movimento attorno.

Il cuscino ed il lenzuolo sono appoggiati al piano di lavoro.

La boccetta dell'olio è a portata di mano ma lontana da contatti eventuali.

Lo Scottex è in vista.

La sedia o sgabello è in posizione di mobilità.

LA LETTURA VISIVA DEL CORPO

La Lettura del Corpo è lo strumento diagnostico fondamentale dell'arte del massaggio.

È importante che tu lo esegua prima di ogni manipolazione in quanto ti comunica precise informazioni circa lo stato di salute ed equilibrio dell'altra persona, da aggiungere a quanto essa stessa ti racconta di sé.

Nella Lettura del Corpo osservi la struttura fisica dell'altra persona per determinarne le caratteristiche posturali; queste, infatti, ne riflettono la situazione fisica, emotiva, psicologica e spirituale.

Leggi, quindi, la struttura fisica, l'energia, l'emotività e la spiritualità del corpo fisico dell'altra persona, considerandolo un'unità organica, una sincronicità e coesione di dimensioni di esistenza.

Disponi la persona in piedi, di fronte a te, con indosso lo slip, e osservi se è:

radicata o per aria
stabile o insicura
diritta o scoliotica
lordotica o cifotica
forte o debole
contratta o radiante
collassata o espansa
vulnerabile o protetta
giovane o vecchia
posseduta o abbandonata
nutrita o denutrita
divisa tra sopra e sotto
divisa tra destra e sinistra
energia trattenuta in alto o in basso
colore della pelle uniforme o vario

LETTURA TATTILE DEL CORPO

In seguito, quando già sul lettino, al tatto, leggi la consistenza e temperatura di pelle e muscolatura e percepisci se è:

uniforme o varia
tonica o cedevole
contratta o rilassata

PRIMA DI INIZIARE IL MASSAGGIO

Metti la persona a proprio agio, la inviti a sentirsi libera e la informi della tua riservatezza riguardo a ciò che ti dirà o farà.

Le spieghi come effettuerai il massaggio e quali sono i benefici.

Le chiedi cosa la porta da te e se c'è qualcosa che tu devi sapere prima di iniziare il massaggio (punti dolorosi, poca mobilità, ferite, irritazioni, paure, ecc.).

La inviti a spogliarsi, appoggiando gli abiti alla sedia, mantenendo solamente gli slip (tu guardi altrove) e a ricevere la lettura del corpo.

La inviti a distendersi supina o bocconi, la testa in linea col bordo del piano di lavoro, invitandola a mettersi comoda, a rilassarsi e abbandonarsi fiduciosa.

Collochi il cuscino sotto le ginocchia, se supina, e sotto le caviglie, se bocconi.

Collochi il lenzuolo ripiegato sotto il torace se ha difficoltà di torsione del collo, quando bocconi, o arrotolato sotto il collo se supina.

La copri col lenzuolo se timida o se sente freddo. In questo caso scopri di volta in volta solo la parte del corpo che stai per massaggiare e poi ricopri.

Le suggerisci di fare alcuni respiri profondi, la inviti a chiudere gli occhi, lasciarsi andare, rilassarsi e deliziarsi.

Prendi contatto col tuo respiro e scaldi le mani. Prendi contatto col corpo dell'altra persona appoggiando le mani sulle aree del cuore e lombare.

Respiri, respirate.

Applichi l'olio alle tue mani, per prime, poi, con delicatezza, al corpo di chi riceve.

PS: Quando fissi l'appuntamento inviti la persona ad arrivare fresca di doccia ed in orario.

RESPIRAZIONE

La respirazione è importante per entrambi durante tutto il massaggio.

Collegati al tuo respiro: lento, profondo, calmo, consapevole, libero e felice, per tutto il massaggio.

Collegati al respiro di chi riceve il massaggio ed entra in sintonia e ritmo con questo per tutto il massaggio.

Respirate assieme.

Questo ti consentirà, per simpatia, solamente respirando, di invitare il respiro consapevole e presente nel caso chi riceve cada di sonnolenza.

I TEMPI DI UN MASSAGGIO STANDARD

Un'ora circa.

Bocconi o sul ventre:
Apertura del massaggio: 2/3 minuti
Schiena e Glutei: 10 minuti
Gambe e Piedi: 5 + 5 minuti

Posizione Supina o sul dorso:
Torace e Addome: 10 minuti
Braccia e Mani: 5 + 5 minuti
Gambe e Piedi: 5 + 5 minuti
Testa, Viso e Collo: 10 minuti
Chiusura del massaggio: 2/3 minuti

Estendibili, in percentuale, se il massaggio dura più a lungo.

MASSAGGI LA SCHIENA

Effleurage a due mani parallele dal collo ai glutei, ad entrambi i lati della spina dorsale, con ritorno laterale, lungo i fianchi o centrale, alternati, ed uscita al collo, poi lungo le spalle, poi giù fino ai gomiti.

Impastamento di gran dorsale e deltoide alle ascelle.

Effleurage attorno alle scapole.

Petrissage con i pollici scendendo ai lati della spina dorsale, cercando i punti di risalto e le aree contratte.

Petrissage con i polpastrelli su tutta la superficie, dall'alto al basso e viceversa.

Effleurage ai glutei, partendo dall'area lombare e petrissage al gluteo medio.

Petrissage profondo attorno al sacro con stiramenti laterali.

Petrissage delicato, alternato e simmetrico, tra le vertebre.

Mano su mano risali lateralmente dal fianco all'ascella.

Effleurage dall'area lombare alle spalle con ritorno laterale.

Effleurage diagonale, con movimento a 8, dal centro lombare: una mano va al gluteo, l'altra alla scapola opposta e viceversa.

Impastamento laterale di pelle e muscoli e stiramento del gran dorsale dall'esterno al centro, un lato alla volta.

Stretching laterale simmetrico dalla spina dorsale all'esterno lungo tutta la schiena.

Vibrazione, percussioni, petrissage palmare, strizzamento delicato sopra la spina dorsale.

Effleurage alla spalla, una alla volta in base alla posizione della testa, palme alla scapola e ritorno sollevando trapezio, deltoide e latissimus dorsi.

Sollevamento della spalla e delicata penetrazione sotto la scapola.

Petrissage profondo del trapezio, dal collo alle scapole, spalmando, allargando, allentando. Un lato alla volta in base alla posizione della testa.

Impastamento del trapezio con una mano, l'altra al coccige. In base alla posizione della testa.

Effleurage completo, integrativo.

Posizione statica di chiusura o posizione di Flusso Reiki: una mano al coccige, l'altra alla base del cranio. Lasci che l'energia scorra lungo la spina dorsale.

MASSAGGI TORACE E ADDOME

Effleurage dalla clavicola alla pelvi con ritorno centrale e laterale alternati; uscita al collo o ai gomiti.

Effleurage toracico.

Impastamento dei pettorali.

Petrissage dello sterno e costole.

Stretching intercostale e clavicolare verso l'esterno.

Effleurage della spalla.

Impastamento dei pettorali verso l'interno, verso la clavicola e rotazione dei seni oraria ed antioraria.

Stretching del diaframma verso l'esterno.

Impastamento dell'addome, stiramento circolare orario con presa al fianco, petrissage orario, pressioni e vibrazione dell'addome.

Effleurage dall'addome verso spalle e braccia, con uscita alle mani.

Effleurage toracico verso le spalle.

Posizione di chiusura: Reiki al cuore e al ventre.

MASSAGGI LE BRACCIA

Effleurage completo, con una mano, mentre l'altra sostiene la mano di chi riceve, dal polso alla spalla, delicatamente sopra il gomito. Prima sopra poi sotto, ruotando il braccio che riceve.

Effleurage del braccio e dell'avambraccio, prima sopra poi sotto o viceversa.

Impastamento contrapposto, pollice di una mano e dita dell'altra mano, di bicipite, tricipite, deltoide, radiale, omerale.

Effleurage profondo centrale tra le fasce muscolari con il pollice.

Strizzamento tra indice e pollice, dal polso al gomito, dal gomito all'ascella.

Sollevi il braccio, lo fai oscillare, tendi e scuoti la spalla, la allunghi e stiri oltre la testa.

Presa e stretching della mano.

Petrissage del palmo, stretching orizzontale dal centro all'esterno, pizzicamento laterale esterno, pressioni centrali, rotazione del polso.

Torsione, pressione ed allungamento delicato delle dita.

Effleurage completo integrativo.

Posizione di chiusura: Reiki alle mani.

MASSAGGI LE GAMBE ANTERIORMENTE

Effleurage completo, a due mani, dalla caviglia all'inguine, delicatamente sopra il ginocchio.

Effleurage della coscia dal ginocchio all'inguine e viceversa, e stimolare così anche il riflusso venoso e il flusso arterioso.

Impastamento contrapposto, pollice di una mano e dita dell'altra mano, del quadricipite.

Effleurage profondo centrale tra le fasce del quadricipite con i pollici e ritorno laterale.

Effleurage profondo centrale tra le fasce del tibiale con i pollici e ritorno laterale.

Petrissage profondo con un pollice al tensore laterale, dal ginocchio all'anca, l'altro pollice segue delicato.

Sollevi la gamba dal tallone, la fai ruotare e oscillare, la sollevi tenendo il ginocchio e componi movimenti circolari esterni ed interni, il tallone è sempre su una linea mediana centrale. Stimoli il rilassamento e l'apertura.

Distendi, scuoti ed allunghi la gamba prendendola anche al piede.

MASSAGGI IL PIEDE

Effleurage dalle dita ai malleoli, ritorno laterale.

Stretching verticale di metatarso e tarso col pollice verso la caviglia.

Petrissage dalle dita, al metatarso, tarso e caviglia e attorno ai malleoli.

Ruoti, allunghi, pizzichi e dai pressione alle dita. L'alluce è da sostenere sul monte sottostante.

Intrecci le dita della tua mano con le dita dei piedi, le tue mani sono super oleate.

Torsione della pianta trattenendo il tallone.

Stretching orizzontale della pianta dal centro all'esterno con le tue dita.

Pressione e stiramento con i pollici dal centro all'esterno, dall'alto al basso e viceversa.

Pizzichi lateralmente all'esterno.

Pressione laterale e centrale del tallone.

Stretching con le nocche della pianta, dalle dita al tallone.

Tamburreggiamento con le nocche su tutta la pianta.

Rotazione e stiramento della caviglia in tutte le direzioni.

Scuotimento il piede tenendolo ai malleoli col monte di venere delle tue mani.

Posizione di chiusura: Reiki al Piede.

MASSAGGI GAMBA E GLUTEO E PIEDE POSTERIORMENTE

Effleurage completo, a due mani, dal tendine d'Achille al gluteo, delicatamente sopra il ginocchio.

Effleurage del polpaccio e della coscia.

Impastamento contrapposto, pollice di una mano-dita dell'altra mano, di polpaccio e coscia.

Effleurage profondo centrale tra le fasce del polpaccio con i pollici e ritorno laterale.

Effleurage profondo centrale tra le fasce della coscia con i pollici e ritorno laterale.

Petrissage profondo con un pollice al tensore laterale, dal ginocchio all'anca, l'altro pollice segue delicato.

Petrissage del gluteo grande, impastamento a pugno, strizzamento, stretching di pollice e di nocche, vibrazione.

Sollevi la gamba, la fai oscillare, tendi e scuoti la caviglia, porti il tallone al gluteo.

Distendi, scuoti ed allunghi la gamba prendendola al piede.

Stretching verticale della pianta del piede con le nocche, dal tallone alle dita.

Petrissage della pianta, stretching orizzontale dal centro all'esterno, pizzicamento laterale esterno, pressioni laterali e centrali del tallone, torsione della pianta a tallone fermo.

MASSAGGI IL VISO E LA TESTA

Il novanta per cento della tensione si accumula nei muscoli del viso. Prenditi cura particolare del viso; fai un buon e delicato lavoro di decongestione e ricarica.

Petrissage completo dello scalpo.

Stiri e allunghi coi pollici la linea dei capelli, dal centro a alle orecchie.

Stiri e allunghi coi pollici la fronte, centralmente fino alle orecchie e lungo la linea delle sopracciglia, sempre fino alle orecchie.

Effleurage del viso coi palmi delle tue mani a lato del naso, sulle gote e giù fino al collo

Petrissage ai lati del naso giù sulle gote , guance, lati della bocca e mandibola. Copri tutto il viso.

Effleurage coi polpastrelli dei pollici, lungo i lati del naso, gote, guance, sopra e sotto le labbra

Effleurage coi pollici dalle orecchie lungo le mandibole fino al mento e risali col palmo intero.

Posizione di chiusura: Reiki al Viso e Sommità della Testa.

MASSAGGI IL COLLO

Ti posizioni dietro la testa di chi riceve.

Tieni il collo con entrambe le mani per prendere confidenza con esso.

Lo allunghi con una mano alla volta, dalla base alla nuca.

Lo mungi dalla base alla nuca.

Giri la testa di lato e applichi alternativamente un effleurage laterale da sotto l'orecchio giù fino alla spalla.

Mungi il trapezio tra pollice e indice.

Petrissage di tutto il collo su entrambi i lati alternativamente.

Petrissage sotto il collo con indice e medio congiunti.

Stiramento dalla base del collo alla nuca con i polpastrelli di indice, medio e anulare di entrambe le mani.

Allungamento leggero del collo tirando la tesa verso di te.

Posizione di chiusura: Reiki alla Gola.

REIKI

Appoggia delicatamente le tue mani unite, con le dita unite delicatamente, al corpo di chi riceve il massaggio e trasmetti l'energia dell'universo nel punto di contatto.

Fallo ripetutamente all'interno della tua sessione di massaggio. Trasmetti e dà il tempo per l'integrazione energetica delle forze che avete messo in moto.

Praticala al completamento di ogni sequenza di manipolazioni, sull'ultima posizione.

MEDITAZIONE DI CHIUSURA

Quando stacchi le mani dal corpo di chi riceve il massaggio, perché la sessione è completa, fermati per alcuni minuti vicino a esso, facendo nulla.

Semplicemente sii, per alcuni minuti, assieme all'altra persona. Avete condiviso e costruito assieme un momento cosmico di riequilibrio, pace e vita.

APPENDICE: LE ZONE DEL KARMA

Questa sessione fa riferimento alla tecnica di auto massaggio utilizzata dai Samurai Mongoli, prima e dopo ogni battaglia, conosciuta col nome di Chua K'A.

I Samurai Mongoli sono famosi per aver fatto della battaglia la loro religione. Essi credevano, infatti, che lo spirito della persona uccisa fosse assorbito dallo spirito del proprio carnefice, nutrendolo e rinforzandolo. Erano quindi impegnati quotidianamente in battaglie, scorribande e massacri. Niente di cui essere fieri, secondo me, ma quest'attitudine ha consentito il fiorire della consapevolezza delle zone del Karma e del conseguente massaggio per scaricare paure e tensioni e riportare il guerriero al punto zero di flusso ottimale di energia.

Il massaggio inizia dai piedi e procede in sequenza. Può essere sospeso e ripreso dal punto d'interruzione e praticato ad altri.

Le zone del Karma da massaggiare e liberare sono le seguenti.

Piedi e caviglie. Paura di essere se stessi. Le tensioni in questa zona impediscono il radicamento. Tutto il corpo è rappresentato nel piede.

Polpaccio, dalla caviglia alla base del ginocchio. Paura dell'azione.

Ginocchia. Paura della morte.

Cosce. Paura di non essere all'altezza. La tensione in questo grande muscolo, riguarda la paura della debolezza, e limita il flusso di energia.

Pube, ischi, genitali e ano. Paura del sesso.

Coccige. Paura di non farcela. Associata all'incapacità di sedere comodamente.

Dal pube al torace e dal coccige alla spina dorsale. Paura della vita.

Diaframma. Paura di respirare.

Cassa toracica. Paura dell'abbandono. Tristezza e dolore sentimentale.

Mani. Paura di fare. Memoria degli errori compiuti, paura di non fare bene le cose.

Avambraccio e gomito. Paura della punizione.

Braccio, dal gomito alla spalla. Paura dello scoraggiamento..

Spalle e deltoide. Paura del peso della vita. Portare il mondo sulle spalle. Tutto è difficile e ogni nuovo peso si somma ai precedenti.

Fondo schiena fino alle scapole. Paura di perdere.

Gola anteriore. Paura di essere scoperti e giustiziati. Colpevolezza.

Collo posteriore. Paura di non essere nel posto giusto.

Orecchio e mastoide. Paura di non comprendere. Poca attenzione. Tutto il corpo è rappresentato nell'orecchio.

Scalpo. Paura del futuro. Preoccupazione.

Fronte. Paura dell'indecisione. Perplessità e stupore.

Sopracciglia e terzo occhio. Paura del giudizio. Rabbia, collera.

Bulbo oculare. Paura di subire danno. Pregiudizio.

Zigomi. Paura dell'imbarazzo. Vergogna.

Naso. Paura di essere controllati. Presi per il naso.

Prolabio. Paura della delusione. Disappunto.

Bocca e labbra. Paura della disapprovazione. Disgusto.

Guance. Paura dell'inferiorità

Mandibole. Paura dell'orrore. Repulsione.

CONCLUSIONI

Comincia a praticare, con tranquillità e centratura.

Il massaggio è bello e facile e si auto alimenta.

Il corpo stesso ti dirà cosa fare.

Apprendi la tecnica di base e lascia che il tuo istinto ti guidi.

Lascia che la mente dica quello che vuole tu comincia e continua.

Pratica l'auto massaggio e la tua sensibilità aumenterà velocissima.

Mantieni attenzione e centratura e divertiti.

Buoni massaggi, piacere e felicità.

Non preoccuparti di niente, comincia.

A PROPOSITO DELL'AUTORE

Andrea Scarsi, mistico, metafisico, autore, musicista e coach del benessere, nasce a Mestre nel 1955. A quindici anni inizia a praticare yoga, spiritismo e sperimentare con la telepatia. A diciotto, in seguito ad un'esperienza di quasi morte, contatta entità aliene e trans dimensionali e a diciannove si lancia nella macrobiotica e a ventuno nel Buddhismo Tibetano.

A ventiquattro, col primo viaggio in India, si ritrova vegetariano e nel mondo della meditazione guidato dall'India stessa e dal Maestro Spirituale Bhagwan Shree Rajneesh, ora conosciuto come Osho, dal quale riceve il nome Swami Prem Sandesh che indossa in ambienti specifici.

Ha viaggiato e viaggia spesso, soprattutto in India, risiedendo per lunghi periodi anche in Nepal e Filippine e nel Sud-Est asiatico Buddista: Giappone, Tailandia, Sri Lanka, Hong Kong, Laos, Cina e Tibet, esplorando, luoghi e culture, incontrando la gente e partecipando alle pratiche rituali e religiose.

Nel tempo approfondisce diverse tecniche meditative per il risveglio di coscienza, il riequilibrio energetico e l'evoluzione personale, che pratica e insegna conducendo gruppi, sessioni, conferenze e canti. Ha studiato filosofia, conseguito un dottorato in Metaphysical Science e vari diplomi quali: Holistic Life Coach, Gran Maestro Reiki, Maestro di Cristalli, Sciamanismo, Meditazione, Massaggio e Coach del Benessere. Si occupa anche di nutrizione cellulare e Network Marketing.

Nel 1991 sposa Krisana e risiede a Mestre.

Contattalo al suo indirizzo andrea.scarsi@yahoo.com e canale YouTube https://www.youtube.com/@ScarsiAndrea.

LIBRI DI ANDREA SCARSI

21 Giorni: Diario di un Ritiro Spirituale

A Proposito di Osho: Conferenze di Un Suo Discepolo

Basta Sognare: Accettati Come Sei

Benedizioni!: Dedicato a Osho

Benvenuti ad Atlantide: Cristalli e Chakra Riequilibrio di Primo Livello

Breve Storia Dei Sogni: Nella Visione Occidentale

Canalizzazioni Extraterrestri: Sindrome da Rapimento Alieno

Casa Dolce Casa Vendesi: Home Staging Facile

Come Ripristino Le Capacità Del Mio Cervello

Dhyana Yoga: Unione Con L'Essenza

Dispense Reiki Primo Livello

Dispense Reiki Secondo Livello

Dispense Reiki Terzo Livello Master

Felici Di Essere Felici: Il Grande Manuale Della Felicità

Guarire il Sé Ombra: Aneddoti Di Alleggerimento Di Carico

Il Lato Positronico: Ridondanze Di Un Androide

Il Maestro e l'Assassino: Una Consueta Storia Zen

Il Segreto della Meditazione: La Dimensione Interiore

Il Segreto della Scienza Metafisica: Il Nostro Eterno Viaggio nell'Infinito

Il Silenzio dell'Assoluto: Satsang con Sandesh

Immagina: E Accelera la Tua Crescita Personale

Indaco Cristallo Arcobaleno e Diamante: Si Raccontano

La Cucina Vegetariana: Motivazioni Obiezioni Ricette

L'Arte della Persuasione: Come Raggiungere Eticamente i Propri Obiettivi

L'Arte della Preoccupazione: Come Entrarci e Uscirne a Piacere

L'Arte di Cambiare: Modella la Tua Vita

L'Arte di Invitare una Donna: Solo per Gentiluomini

Le Compatibilità Zodiacali: Trova l'Anima Gemella con l'Astrologia

Lettura dei Tarocchi: Manuale dei Significati di Base
Massaggio Olistico: Manuale delle Procedure di Base
Menando Il Can Per L'Aia: Un Dialogo Un Manuale
Notiziario Reiki: Delle Attività Mensili Svolte
Perle di Saggezza: Racconti di Ordinaria Metafisica
Risposte per l'Anima: Frammenti di Eterna Saggezza
Semi di Illuminazione: Il Buddha Interiore
Transizione Vegetariana: Per la Pecora che si Crede Leone
Viaggio nel Mondo di Sotto: Manuale di Procedura Sciamanica di Primo Livello
Zen Il Senso del Non Senso: Aneddoti di Deprogrammazione Sinaptica

ANDREA SCARSI

MANTRA DI ANDREA SCARSI (SANDESH)

Mantras Maha Mantras
The Mantra Experiment
The Mantra Way
Om Namo Supernova
Amāvasya
Canzoni Per Il Maestro
Singoli
Satori Italiano
Lingamananda

Il mantra è un Essere Verbale che fa da ponte tra l'umano e il divino. Trasporta la nostra preghiera, ringraziamento e gratitudine. È un'entità a sé stante e quando lo recitiamo o cantiamo per comunicare con la dimensione superiore, oltre a parole e suono utilizziamo anche intenzione, energia, devozione e focalizzazione. Tutto questo ci eleva subito. Eleva il nostro stato emotivo e fa toccare Dio.

Il mantra è un evento introspettivo che si rivolge ai molteplici aspetti dell'Uno evocandone il nome simbolico: Shiva, Brahma, Vishnu, Ganesha, Laxmi, Sarasvati, Gurudev, Shanti. Tutti nomi che rappresentano l'infinita manifestazione del ciclo cosmico. Sono formule magiche atte a modificare il presente universale risolvendo l'apparente frammentazione e ricreando l'unione di coscienza con ciò che è.

Il mantra è da recitare e cantare senza interruzioni, per trasmettere il messaggio intero, e i momenti di respirazione sono tra una recitazione e l'altra. Perdiamoci nel mantra e lasciamo che il veicolo, l'umano e il divino diventino una sola cosa. Questa è la potenza del mantra. Lo recitiamo e andiamo sempre più dentro, fino a fondere ciò che eravamo prima, la nostra intenzione, la recitazione, il suono e l'energia collettiva e manifestare ancora una volta l'unità, lo yoga, l'assoluta presenza, il cui nome supremo è Om.

LIBRI DI ANDREA SCARSI IN INGLESE

Answers For The Soul: Fragments of Eternal Wisdom
Blessings! Dedicated to Osho
Extraterrestrial Channeling: Alien Abduction Syndrome
Happy To Be Happy: The Grand Manual Of Happiness
Home Sweet Home Staging: Easy Is Right
How To Ask A Woman Out: Gentlemen Only
Indigo Crystal Rainbow and Diamond: Tell Themselves
Journey To The Underworld: First Level Shamanic
Procedures Manual
Make Your Own Vineyard: Ex Vite Vita
O Iguana! My Iguana! Herbivore is Beautiful
Pearls of Wisdom: Tales of Ordinary Metaphysics
Reiki First Degree Manual
Reiki Second Degree Manual
Reiki Third Degree Manual
Romance Ain't Love Pollution: Romance Will Never Die
Seeds Of Enlightenment: The Buddha Within
Stop Dreaming: Accept Yourself As You Are
Tarot Reading Essentials: The New Basic Meaning Manual
The Art of Persuasion: How to Achieve Your Goals
Ethically
The Art of Worrying: How to Enter and Exit it at Will
The Master And The Assassin: An Ordinary Zen Story
The Secret Of Meditation: The Inner Dimension
The Secret Of Metaphysical Science: Our Eternal Journey
Through Infinite
The Silence of The Absolute: Satsang with Sandesh
Vegetarian Cuisine: Reasons Objections Recipes
Walking The Dogs: A Dialogue A Manual
Zen The Sense Of Nonsense: Anecdotes For Synaptic
Deprogramming

Grazie di aver letto
Massaggio Olistico
Andrea Scarsi